BEI GRIN MACHT SICH IHR WISSEN BEZAHLT

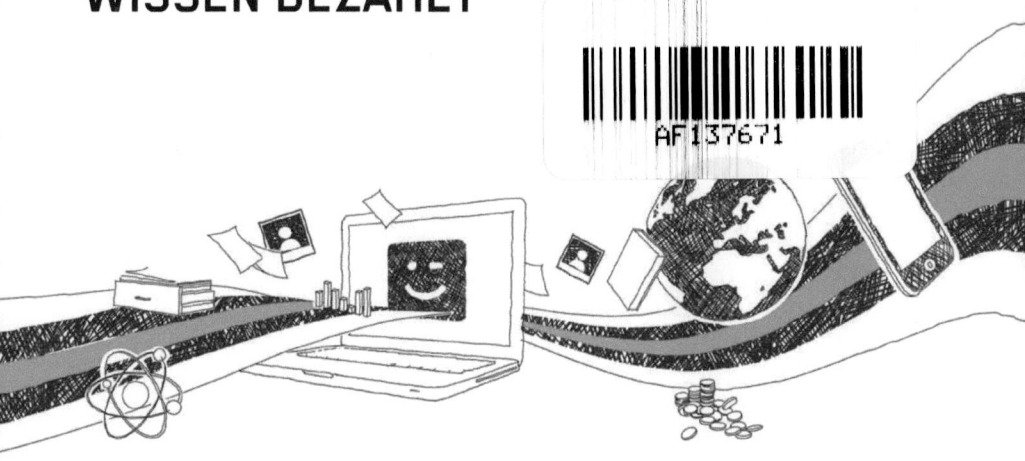

- Wir veröffentlichen Ihre Hausarbeit,
  Bachelor- und Masterarbeit

- Ihr eigenes eBook und Buch -
  weltweit in allen wichtigen Shops

- Verdienen Sie an jedem Verkauf

Jetzt bei www.GRIN.com hochladen
und kostenlos publizieren

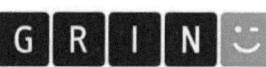

Siegfried Huhn

Theoretische Grundlagen der Kontrakturprophylaxe

GRIN Verlag

Bibliografische Information der Deutschen Nationalbibliothek:

Die Deutsche Bibliothek verzeichnet diese Publikation in der Deutschen National-
bibliografie; detaillierte bibliografische Daten sind im Internet über http://dnb.d-
nb.de/ abrufbar.

Impressum:

Copyright © 2011 GRIN Verlag GmbH
Druck und Bindung: Books on Demand GmbH, Norderstedt Germany
ISBN: 978-3-656-71639-6

Dieses Buch bei GRIN:

http://www.grin.com/de/e-book/274637/theoretische-grundlagen-der-kontraktur-
prophylaxe

GRIN - Your knowledge has value

Der GRIN Verlag publiziert seit 1998 wissenschaftliche Arbeiten von Studenten, Hochschullehrern und anderen Akademikern als eBook und gedrucktes Buch. Die Verlagswebsite www.grin.com ist die ideale Plattform zur Veröffentlichung von Hausarbeiten, Abschlussarbeiten, wissenschaftlichen Aufsätzen, Dissertationen und Fachbüchern.

Besuchen Sie uns im Internet:

http://www.grin.com/

http://www.facebook.com/grincom

http://www.twitter.com/grin_com

Siegfried Huhn (2011): Theoretische Grundlagen der Kontrakturprophylaxe

Inhalt

Einleitung:

Die demografische Entwicklung in Deutschland führt zu einem deutlichen Anstieg von alten Menschen in der Bevölkerung. Der medizinische Fortschritt, insbesondere auch die verbesserte Notfallversorgung, führt zu einer Hochaltrigkeit, die oft mit multipler Pathologie und entsprechendem Pflegebedarf und einer Umsiedelung in ein Pflegeheim einhergeht (Beske 2011).

Kontrakturen sind ein häufig auftretendes Problem bei anhaltender Immobilität verschiedener Genese, insbesondere wenn diese mit Multipathologie einher geht (Amann 2009). Deshalb haben Bewohner[1] von Pflegeheimen in besonderem Maße ein erhöhtes Kontrakturrisiko. Pflegeheime im Kontext dieser Arbeit sind stationäre Einrichtungen, die sich auf die Pflege von Menschen spezialisiert haben, für die aus gesundheitlichen Gründen oder aufgrund eines fehlenden Versorgungsnetzes ein Verbleiben in der Häuslichkeit nicht möglich ist. Dabei sind 93% der Bewohner von Pflegeheimen alte Menschen (über 65 Jahre) (vgl. 3.1.3) und nur 7% der Bewohner unter 65 Jahre alt (Statistisches Bundesamt 2011). Pflegeheime bieten im Rahmen des Versorgungsvertrages (Sozialgesetzbuch XI) (SGB XI 2011) primär Regelleistungen der Grundversorgung, Wohnen, Hauswirtschaft und Pflege, an (Kämmer 2008).

In dieser Arbeit werden zunächst grundlegende Begriffe im Bereich der Kontrakturprophylaxe bestimmt, bevor danach weiter auf die praktischen Grundlagen eingegangen wird.

1. Begriffsbestimmungen

1.1 Kontraktur und Kontrakturentstehung

Der Begriff Kontraktur leitet sich von dem lateinischen Wort contrahere, zusammenziehen oder steif machen, ab. Innerhalb der Pflegeberufe wird deshalb oft von „Gelenkversteifung" gesprochen. Nach dem Wörterbuch „Pflege Pschyrembel" (Wied und Warmbrunn 2007) handelt es sich um eine „Funktions- und Bewegungseinschränkung von Gelenken" und um eine „dauerhafte Verkürzung eines Muskels ..." (ebenda S. 455 u. 456). Dem folgt der Medizinische Dienst (MDS 2009b) in seiner Erläuterung der Fachbegriffe und benennt Kontraktur als Funktions- und Bewegungseinschränkung eines Gelenks. Winkelmann (2001, zit. nach Keiling et al. 2008) bezeichnet eine Kontraktur als eine „irreversible

3

Bewegungseinschränkung eines Gelenks durch Schrumpfung und Verkürzung von Sehnen, Bändern, Gelenkkapseln und Muskulatur bis hin zu einer vollständigen Gelenkversteifung" (Keiling et al. 2008, S. 6). Anderae (2001) zeigt an, dass Kontrakturen schmerzfrei sind. Aus Sicht der Orthopädie beschreiben Rössler und Rüther (2005) eine Kontraktur als Einschränkung der Beweglichkeit, die auf einer Verkürzung von Muskeln oder Gelenkweichteilen oder auf einer Veränderung der Gelenkflächen beruht und wählen die deutsche Bezeichnung „teilweise Steife" (ebenda, S. 152). Runge und Rehfeld (2001) sprechen von einer Kontraktur als bleibender Einschränkung der Gelenkbeweglichkeit bzw. einer Reduktion des normalen Bewegungsmaßes (ebenda, S. 460). Kisner und Kolberg (2010) verstehen unter einer Kontraktur eine adaptive Verkürzung der Muskel-Sehnen-Einheit und sonstiger Weichteilgewebe, die ein Gelenk umgeben oder kreuzen. In der Folge zeigt sich ein erheblicher Widerstand gegen passive und aktive Dehnung und eine Einschränkung des Bewegungsumfanges. Abhängig vom Ausmaß ist eine Einschränkung funktioneller Fähigkeiten möglich. Es kann zu einem teilweisen bis vollständigem Verlust der Bewegungsfähigkeit in diesem Gelenk kommen. Zumeist gehen Kontrakturen mit Schmerzen einher (ebenda, S. 46 u. 120 ff). Wingenfeld et al. (2011) verstehen unter einer Kontraktur Veränderungen der an den Gelenkenfunktionen beteiligten Strukturen, die Funktions- und Bewegungseinschränkungen zur Folge haben, wodurch sich das Gelenk nicht mehr vollständig beugen, strecken, an- oder abduzieren lässt.

Die Bedingungen der Kontrakturentstehung sind wissenschaftlich noch nicht vollständig geklärt, jedoch spielen neurovegetative und metabolische Vorgänge eine Rolle (Rössler und Rüther 2005; Runge und Rehfeld 2001). Kontrakturen können nach Rössler und Rüther (2005) funktionell und/oder organisch fixiert sein. Intra- und extraartikuläre Reize, wie z.B. Entzündungen oder Verletzungen, lösen reaktiv einen Spannungszustand der zugehörigen Muskulatur aus, der sich häufig in Inaktivität zeigt (Schonhaltung). Bei längerer Dauer kommt es zu einer organischen Verkürzung der Muskeln und zur Schrumpfung der Gelenkweichteile. Die mit der Bewegungseinschränkung verbundene Ruhigstellung bewirkt eine Minderdurchblutung des Gelenkes, und die damit einhergehende Störung des lokalen Stoffwechsels führt zu weiteren Schrumpfungsprozessen, Verwachsungen und zu Degenerationsvorgängen des Gelenkknorpels. In der Folge unterliegt auch die Muskulatur der Atrophie (vgl. Rössler und Rüther 2005, S. 152 u. 264). Im Pflege Pschyrembel (Wied und Warmbrunn 2007) weisen die Autoren auf einen Zusammenhang zwischen einer veränderten Konzentration von Kalium und Calcium und damit einer fehlenden Weiterleitung von Aktionspotentialen innerhalb der Muskulatur hin, was zu Muskelverkürzungen führen könnte.

Alle in diesem Kapitel genannten Autoren gehen davon aus, dass der Ruhigstellung eines Gelenkes, unabhängig von den hierfür vorliegenden Gründen, bei der Kontrakturentstehung eine entscheidende Rolle zukommt (Keiling et al. 2008; Kisner und Kolberg 2010; MDS 2009b; Rössler und Rüther 2005; Runge und Rehfeld 2001; Wied und Warmbrunn 2007; Wingenfeld et al. 2011). „Gelenke brauchen Bewegung, sonst leidet ihr Stoffwechsel und ihre Funktion", so Runge und Rehfeld (2001, S.460). Die Ruhigstellung kann therapeutisch gewollt oder krankheitsbedingt erzwungen sein. Wie schnell eine Kontraktur auftritt, lässt sich nicht vorhersehen. In einzelnen Fällen kommt es schnell zu Kontrakturen, und in anderen, ähnlich gelagerten Fällen, nicht (ebenda, 460). Verschiedene Autoren geben zum Teil sich widersprechende Entstehungszeiträume an (vgl. Amann 2009, S. 18ff). Die Schulter scheint jedoch besonders sensibel auf Inaktivität zu reagieren, so dass es auch bei schulterfernen Verletzungen (z.B. Radiusfraktur) schon innerhalb einer Woche zu einer Kontraktur kommen kann (Runge und Rehfeld 2001, S. 460). Fast immer kommt es bei einer vorhandenen Kontraktur reaktiv und kompensatorisch zu einer Kontraktur in dem nach geschaltetem Gelenk und anderen Gelenken, wodurch körperliche Schmerzen reduziert, oder Haltungs- und Bewegungsabläufe stabilisiert werden (ebenda S. 460-461). So wird beispielsweise auf eine Hüftbeugekontraktur eine Kniebeugekontraktur folgen, um die Fehlstellung auszugleichen, damit der gebeugte Oberkörper nicht nach vorn überfällt (ebenda, S. 461; Rössler und Rüther 2005, S. 264). Wagner et al. (2008) finden bei 45,4% der Bewohner mit Kontrakturen mehr als eine Kontraktur vor. In einer internen Erhebung der Städtischen Seniorenheime Krefeld (2011, unveröffentlicht) werden in den vier Einrichtungen mit insgesamt 360 Bewohnern bei 98 Bewohnern mit Kontrakturen insgesamt 396 Kontrakturen festgestellt, was die Annahme der Mehrfachkontrakturen bestätigt. Die Ein- und Ausschlusskriterien der Erhebung für Kontrakturen entsprechen denen dieser Arbeit (ebenda).

Eine Sonderstellung in der Wahrnehmung nimmt der sogenannte Spitzfuß, die Kontraktur des Sprunggelenkes, ein. In einigen Veröffentlichungen wird sie als die häufigste Kontraktur bei pflegebedürftigen, insbesondere institutionalisierten Personen genannt (vgl. Amann 2009; Schlattner 2006; pqsg 2011). Zumindest wird die Kontraktur des Sprunggelenks in allen Lehrbüchern der Kranken- und Altenpflege besonders hervorgehoben und ihre Entstehung fast immer mit dem Druck der Bettdecke auf den Fuß in Verbindung gebracht (vgl. Dröber, A.H. 2004 in: Keiling et al. 2008; Hammer 2004; pqsg 2011). Kontrakturen lassen sich nach ihrer Ursache, Lokalisation, Gelenkstellung und Bewegungseinschränkung einteilen (vgl. Tab. 1).

6

1.2 Einteilung und Ausprägung von Kontrakturen

Ursache	**Muskuläre Kontrakturen:** Schmerz – Reiz – Kontrakturen, Störung des Muskelgleichgewichts durch schlaffe oder spastische Lähmungen, Verkürzungs- (Schrumpfungs-) Kontrakturen **Fibröse Kontrakturen:** Verkürzung und Verwachsung von Sehnen, Faszien, Ligamenten u.a periartikulären Strukturen **Arthrogene Kontrakturen:** Schädigung intraartikulärer Strukturen (Blutergüsse, Gelenkentzün- dungen, Adhäsionen, Mikrotraumen) **Dermatogene Kontrakturen:** Narbenbildungen und andere Hautveränderungen mit Verkürzungs- tendenzen **Selbst gewählte Ruhigstellung (psychogen):** Schmerzen, Schonhaltung, Bewegungsvermeidung z.b. bei Depres- sion, Schwäche, Fatigue
Lokalisation	Nennung des betroffenen Gelenks
Gelenkstellung	Beuge-, Streck-, Adduktions- oder Abduktionskontraktur
Bewegungs-einschränkung	Flexion, Extension, Abduktion oder Adduktion ggf. Angabe in Grad der Bewegungsfähigkeit ROM = Range of Motion

Tab. 1: Einteilung und Ausprägung von Kontrakturen (vgl. Bremer-Roth et al. 2011; Kieling et al. 2008; Kisner und Kolberg 2010; Rössler und Rüther 2005; Wied und Warmbrunn 2007

Eine Spezifizierung und weitere Diagnostik liegt in der Einteilung der Kontraktu-ren nach Gelenkbeweglichkeit, die in Graden gemessen wird. Die Problematik zeigt sich jedoch in der exakten Festlegung, ab wann eine Abweichung von der normalen Beweglichkeit als Kontraktur gewertet wird, weil es auch altersbedingt zu einer Einschränkung der möglichen Beweglichkeit kommt, die nicht unbe-dingt als Kontraktur eingestuft werden kann (Amann 2009; Rössler und Rüther 2005; Runge und Rehfeld 2001). In der Medizin dient die „Neutral - 0 - Metho-de" zur Beschreibung des Bewegungsausmaßes eines Gelenks. Der sogenann- te „range of motion" (ROM) (Erläuterung s.Tab.3) wird in einigen Publikationen in die Definition von Kontraktur aufgenommen (vgl. Amann 2009) und der ver-ringerte „passive range of motion" (PROM) eines Gelenkes wird als Kontraktur benannt (Fergusson et al. 2006 in: Amann 2009). Eine eindeutige Definition, ab welchem Grad der Bewegungseinschränkung eine Kontraktur vorliegt, lässt sich aus der Literatur nicht ableiten und wird auch in den Fachgesellschaften kontrovers diskutiert (vgl. Gnass 2010; Hackauf 2004; Keiling et al. 2008). Harvey und Hermann (2000; 2002) bezeichnen eine Gelenkbeeinträchtigung erst dann als Kontraktur, wenn das normale Bewegungsvermögen eingeschränkt ist. Andere Autoren (Fox et al. 2000; Mosley et al. 2005) sprechen aufgrund ihrer Studien erst bei einer Bewegungseinschränkung von 5 - 10° von einer klinischen Relevanz und wählen ab dann die begriffliche Zuordnung. Mollinger und Steffen (1993) beschreiben, dass erst ab einer Beeinträchtigung des Kniegelenks um 20° die Gehfähigkeit und selbstständiges Gehen bei 30° eingeschränkt wird (vgl. auch Keiling et al. 2008).

Die Messung der Gelenkbeweglichkeit erfolgt mit dem Goniometer, einem speziellen Winkelmesser, der auf das Gelenk aufgelegt wird. Die genaue Messung der Bewegungsumfänge in den Hauptbewegungsrichtungen dient der weiteren diagnostischen Spezifikation und der exakten Festlegung des Ausmaßes einer Kontraktur zur Verlaufkontrolle, um ein Fortschreiten oder eine Besserung der Kontraktur zu dokumentieren (Hackauf 2004; Runge und Rehfeld 2001). Die Messung erfolgt wie in Tabelle 2 beschrieben, wobei der ROM und der PROM die häufigste Verwendung findet (Amann 2009).

Bezeichnung	Kürzel	Erläuterung
Passiv range of motion	PROM	Untersucher führt Maximaldehnung in den Gelenkrichtungen durch
Range of motion	ROM	Gelenkbeweglichkeit im Bewegungsgrad in den möglichen Gelenkrichtungen
Range of pain free ankle	RPFA	Gelenkbeweglichkeit im Bewegungsgrad ohne Schmerzen zu haben
Total end range time	TERT	Zeitangabe, über die ein Gelenk in einer bestimmten Stellung aktiv gehalten wird
torque range of motion	TROM	Erfassen des passiven Widerstands in einem betroffenen Gelenk

Tab. 2: Messung der Gelenkbeweglichkeit (vgl. Runge und Rehfeld 2001; Amann 2009; Gnass et al. 2010)

1.3 Kontrakturprophylaxe

Der Begriff „Prophylaxe" setzt sich aus dem lateinischen Anteil „pro" (vor) und dem griechischen Anteil „phylaxis" (behüten, beschützen) zusammen. Er wird in den Pflegeberufen als Sammelbezeichnung für das Verhüten und Vorbeugen von medizinisch - pflegerischen Problemen und Komplikationen oder zusätzlichen Erkrankungen genutzt. Auch in Verbindung mit dem Erhalt von gesundem und wünschenswertem Zustand oder Verhinderung bzw. Hinauszögern von Verschlechterung wird der Begriff „Prophylaxe" verwandt (vgl. Huhn 2010; Kamphausen 2011). Prophylaktische Maßnahmen setzen an sich abzeichnenden und/oder vorhandenen Problemen an, deren Auftreten oder Verschlechterung nach wissenschaftlicher Erkenntnis oder aus der praktischen Erfahrung heraus durch pflegerische Aktivitäten beeinflussbar erscheint (modifiziert nach Laaser 1993, in: Deutsches Institut für angewandte Pflegeforschung (dip) 2003, S. 21). Unter dem Begriff der Kontrakturprophylaxe werden demnach alle Maßnahmen und Handlungen subsumiert, die der Verhütung einer Kontraktur dienen oder bei vorliegender Kontraktur deren Verschlechterung verhindern können.

1.3.1 Mobilitätseinschränkung

Unter „Mobilität" wird die Fähigkeit verstanden, Ort und Körperpositionen im Raum zu verändern (Runge und Rehfeld 2001). In den Pflegediagnosen nach NANDA findet sich die Mobilitätseinschränkung als „Beeinträchtigte körperliche Mobilität" (Georg 2005) und wird als Einschränkung der unabhängigen, zielgerichteten physischen Bewegung des Körpers oder einer oder mehrerer Extremitäten definiert (ebenda S. 133). Die Einschränkung der Mobilität bzw. Immobilität gehört zu den häufigsten Gesundheitsproblemen alter Menschen (Walsh 1999) und wird neben Instabilität, Inkontinenz und intellektuellen Einbußen zu den „großen Vier" der Geriatrie gezählt (vgl. Füsgen und Böhmer 2008; Seiber 2009;). Altersbedingt kommt es zu Veränderungen im Bewegungsapparat, die sich in Minderung der groben Kraft, der Feinmotorik und Gelenkbeweglichkeit, im Nachlassen der Reaktionsgeschwindigkeit und Sinnesmodalitäten, sowie in herabgesetzter Stell- und Gleichgewichtsreaktion zeigen (Borck-Knabe et al.

2000). Zu einer Störung wird die veränderte Mobilität jedoch erst, wenn sie Schmerzen verursacht oder wesentliche Einschränkungen der Funktionalität mit sich bringt (ebenda S. 107). Mobilitätseingeschränkte Bewohner von Pflegeheimen haben zu den altersbedingten Bewegungseinschränkungen in der Regel zusätzliche Erkrankungen, die zu gravierenden Einschränkungen der Orts- und Lageveränderung des Körpers im Raum (Lokomotion) führen (vgl. Seidl 2010). Eine Mobilitätseinschränkung bei Bewohnern von Pflegeheimen ist immer multifaktoriell begründet. Dies können physische wie psychische Ursachen sein. Erwähnt werden sollen hier das Syndrom Frailty (Gebrechlichkeit) und die Sarkopenie (Muskelschwund), die oft als „Geschwisterpaar" bezeichnet werden (Sieber 2009). Frailty beschreibt den Verlust der physiologischen Reserven und führt dazu, dass das an sich fein ausbalancierte System der Alterungsprozesse bei schon geringen Störungen (endogene und exogene Stressoren) nicht aufrecht erhalten werden kann (ebenda S. 57). Frailty geht zumeist einher mit Sarkopenie, dem altersassoziiertem Abbau von fettfreier Körpermasse, insbesondere der Muskulatur (ebenda S. 60). In der Altergruppe der 75-80jährigen sind 31,5% der Männer und 35,6% der Frauen betroffen (ebenda). In der Altergruppe der über 80jähringen findet sich eine Steigerung auf 55,1% bei den Männern und 51,6% bei den Frauen (ebenda). Frailty und Sarkopenie gehen mit einer Einschränkung der Lokomotion einher. Die Lokomotion wird nach Runge und Rehfeld (2001) in Stufen eingeteilt. Im Rahmen dieser Arbeit werden mobilitätseingeschränkte Bewohner betrachtet, die sich nicht selbstständig aus eigener Kraft fortbewegen (stehen und gehen) können und Mobilitätseinschränkung bereits in den folgenden Stufen und entsprechenden nachfolgenden Stufen der Lokomotion haben:

- Lagewechsel im Liegen
- sich aufsetzen aus dem Liegen
- frei sitzen über längere Zeit
- Positionswechsel im Sitzen
- Aufstehen aus dem Sitzen
- frei stehen oder stehen mit Festhalten

Die in Betracht kommenden Strategien der Kontrakturprophylaxe beziehen sich im Wesentlichen auf diese Zielgruppe der stark und über das normale Altersmaß hinaus mobilitätseingeschränkt sind.

2. Beschreibung der Zielgruppe Bewohner von Pflegeheimen

Pflegeheime im Kontext dieser Arbeit sind stationäre Einrichtungen, die sich auf die Pflege von Menschen spezialisiert haben, für die aus gesundheitlichen Gründen oder aufgrund eines fehlenden Versorgungsnetzes ein Verbleiben in der Häuslichkeit nicht möglich ist (vgl. 1.1). In Pflegeheimen leben heute überwiegend schwer- und schwerstpflegebedürftige Bewohner. Die Bewohner sind pflegebedürftig in dem Sinne, dass sie infolge einer Erkrankung oder aus anderen, auch altersbedingten, gesundheitlichen Problemen der fachlichen pflegerischen Unterstützung bedürfen (vgl. Wingenfeld 2003). Nach dem Pflegeversicherungsgesetzes (PflegeVG) (§ 14 SGB XI 2011) gilt als pflegebedürftig, wer wegen einer körperlichen, geistigen oder seelischen Krankheit oder Behinderung für die gewöhnlichen und wiederkehrenden Verrichtungen im Ablauf des täglichen Lebens auf Dauer, voraussichtlich für mindestens sechs Monate, in erheblichem oder höherem Maße der Hilfe bedarf (vgl. Klie 2010). Der Pflegebedarf entspricht den jeweiligen pflegerischen Interventionen, die geeignet sind, die Problemlage zu bewältigen (Wingenfeld 2003, S. 339). Insgesamt werden im Jahr 2009 in Deutschland über die Pflegeversicherung 2,34 Millionen Pflegebedürftige erfasst. Davon leben 31% (717.000) in Pflegeheimen. Hiervon sind 75% weiblichen Geschlechts (Statistisches Bundesamt 2010). Nur 5,5% der Bewohner sind unter 70 Jahre alt, 45,5% zwischen 70 und 85 Jahre, und 49% über 85 Jahre alt (ebenda). Durch die verbesserte ambulante Versorgung steigt das Einzugsalter weiter an, was mit einer verkürzten Wohndauer und einem höheren Pflegebedarf korrespondiert (Seidl 2010). Nach der Infratest-Heimbefragung (Schneekloth und von Törne 2007; in Seidl 2010) sind insbesondere Einschränkungen in den Bereichen der Mobilität, der Hygiene, der Toilettenbenutzung und bei der Nahrungsaufnahme vorhanden. So war es 40% der Bewohner nicht möglich, selbstständig in ihrem Zimmer umher zu gehen.

11

Die Hälfte war nicht in der Lage, sich alleine zu waschen oder zu duschen, und 57% brauchten Hilfe bei der Benutzung der Toilette. Nahrung und Getränke konnten 16% der Bewohner nicht alleine zu sich nehmen und 22% war dies nur unter großen Schwierigkeiten möglich. Ein weiteres Merkmal der Bewohnerstruktur in Pflegeheimen sind kognitive Beeinträchtigungen und psychische Störungen (ebenda, S. 19). In einer Untersuchung zu psychischen Störungen bei Bewohnern von Pflegeheimen mit psychischen Störungen (Hirsch und Kastner 2004) zeigte sich, dass von 1.120 untersuchten Bewohnern insgesamt 65% als psychisch krank diagnostiziert wurden. Dabei litten knapp 70% an einer Demenz und 22% an einer psychischen Störung wie einer Schizophrenie oder Depression. Das Endstadium der Demenz geht zumeist mit Immobilität einher, und depressive Bewohner verharren oft trotz möglicher Mobilität über mehrere Stunden unbeweglich (Kutschke 2000).

3. Risikoeinschätzung

Konsens besteht innerhalb den Professionen Pflege, Medizin, und Physiotherapie darin, dass die Entstehung von Kontrakturen mit Immobilität bzw. einer Einschränkung der Mobilität in dem jeweiligen Gelenk vergesellschaftet ist (vgl. 1.1) oder als Kompensation einer Kontraktur im Nachbargelenk entsteht (ebenda). Deshalb besteht für alte Menschen, insbesondere aber für Bewohner von Pflegeheimen, ein grundsätzliches Kontrakturrisiko, dass sich durch zusätzliche Mobilitätseinschränkungen erhöht (vgl. 3.1.1 und 3.1.2). In einem ersten Überblick (Screening) werden deshalb in Tabelle 3 Erkrankungen und Phänomene gelistet, die mit einer Mobilitätseinschränkung und einem erhöhten Kontrakturrisiko einher gehen können und der Zielgruppe dieser Arbeit zuzuordnen sind (Berning 2007; Hammer 2004; Kamphausen 2011).

Bereich und Beispiele zur Erkrankungsgrundlage

Bereiche	Beispiele
Gelenke	**4.** Gelenkentzündung **5.** Gelenkverschleiß **6.** Gelenkverletzungen
Nervensystem	Schlaganfall Morbus Parkinson Multiple Sklerose Lähmungen Bewusstlosigkeit apallischen Syndrom dementielle Erkrankung
Weichteile	Atrophie Verletzungen
Psychische Hintergründe	Depression Antriebsminderung Katatonie
Ruhigstellung	Gips Schienen
Bettlägerigkeit	akute Erkrankung Fieber Frailty und Sarkopenie
Sonstige	Schonhaltung Sedierung Schmerzmedikation Fixierung

Tab. 3: Erkrankungen und Phänomene mit erhöhtem Kontrakturrisiko (ergänzt nach Berning 2007; Hackauf 2004; Hammer 2004; Kamphausen 2011)

Ein Instrument zur Einschätzung, ob und wann eine Kontrakturprophylaxe erforderlich wird, ist die LG-Einstufungstabelle® zur Kontrakturprophylaxe (Tab.5) von QIBM® in Gültekin und Liebchen (2003). Dazu werden unterschiedliche Kategorien benannt (vgl. Tab. 4), in denen vier unterschiedliche Ausprägungen möglich sind. Je nach Einschätzung durch die Pflegeperson werden Punkte vergeben. Die zu vergebenen Punkte betragen von oben nach unten abnehmend 40 – 10 Punkte und werden entsprechend dem Ausprägungsgrad (nach persönlicher Einschätzung) vergeben. Die Autoren schreiben in der kurzen Erläuterung, dass für den Bereich der Kontrakturprophylaxe „[...] aufgrund der pflegerisch-medizinischen Untersuchungen folgende statistisch ermittelten Risi-

13

kofaktoren berücksichtigt" (ebenda S.146) werden, ohne hierzu Quellen anzugeben. Dann folgt die Aufzählung der in der LG-Einstufungstabelle® angegeben Erhebungskriterien. Ermittelt werden soll, ob eine Kontrakturenprophylaxe durchgeführt werden muss. Dafür wird der Schwellenwert (cut-off-point) bei 180 Punkten und weniger festgelegt. Eine Erläuterung zur Anwendung der Einstufungstabelle liegt nicht vor. Angaben zur Validität und Reliabilität oder eine Anwendung der Tabelle in einem Forschungszusammenhang finden sich nicht.

LG-Einstufungstabelle®

Compliance	Körperlicher Zustand	Geistiger Zustand	Mobilität	Motorik	Disposition Erkrankung
nicht eingeschränkt	gut	Klar	geht ohne Hilfe	nicht eingeschränkt	keine
etwas eingeschränkt	mäßig	benommen verwirrt	geht mit Hilfe	etwas eingeschränkt	Ausprägung und Anzahl: Verbrennung
sehr eingeschränkt	Schlecht	somnolen	rollstuhlbedürftig	sehr eingeschränkt	neurologische Erkrankung Lähmungen
keine	sehr schlecht	stuporös soporös komatös	bettlägerig	total eingeschränkt	Op-Wunden usw.

Tab. 4: LG-Einstufungstabelle® zur Kontrakturprophylaxe (QIBM®) (Gültekin und Liebchen 2003)

Da kein weiteres Instrument zur direkten Erhebung des Kontrakturrisiko vorliegt, werden in Untersuchungen vielfach Instrumente eingesetzt, die eine Beurteilung der Mobilität bzw. Mobilitätseinschränkung vornehmen, um daraus ein Kontrakturrisiko abzuleiten (Keiling et al. 2008). Mobilitätsassessments bestimmen die Funktionsfähigkeit des Bewegungsapparats, und identifizieren zum Teil begünstigende Faktoren, aus denen sich ein erhöhtes Kontrakturrisiko ableiten lässt (ebenda, S.12). Keiling et al. (ebenda, S.12ff) referieren hierzu insgesamt zwölf Assessmentinstrumente, die das Kontrakturrisiko nicht isoliert betrachten, sondern nur im Kontext einer möglichen Mobilitätseinschränkung. Alle Instrumente kommen aus dem Bereich der Medizin und lassen sich nur bedingt auf Pflegesettings übertragen. Für die Zielgruppe dieser Arbeit sind die meisten der in den benannten Assessments verbundenen Tests nicht mehr durchführbar, weil die körperlichen Möglichkeiten nicht mehr gegeben sind. In der Physiotherapie wird das Assessment nach Fugl-Meyer eingesetzt, um die motorische Erholung nach einem Schlaganfall zu bestimmen (Lüthi 2010). Es erhebt verschiedene Parameter (sensomotorische Funktion, Sensibilität und Gleichgewicht, Gelenkbeweglichkeit und Gelenkschmerzen) und wird indirekt zur Risikovorhersage genutzt.

Ob und inwieweit die hier vorgestellten Einschätzungen für die Erhebung des Kontrakturrisiko relevant sind, und ob andere Instrumente zur Verfügung stehen, wird im Verlauf dieser Arbeit zu klären sein.

4. Interventionen

Die in der Pflegeliteratur am häufigsten beschrieben Methoden der pflegerischen Kontrakturprophylaxe sind Mobilisation, Durchbewegen und Dehnen der Gelenke, Dehnlagerung und Lagerung in physiologischer Mittelstellung (Positionierung). In der Prüfanleitung des MDK (MDS 2009a) werden als Maßnahmen der Kontrakturprophylaxe insbesondere die physiologische Lagerung, die Mobilisierung und Bewegungsübungen genannt. Gelenke sollen mindestens drei Mal täglich in jeweils drei Wiederholungen bewegt werden (ebenda S. 167). Amann (2009) und Hammer (2004) benennen noch aktive und passive Bewegungsübungen ohne und gegen Widerstand sowie aktives Anspannen der Muskulatur. Andreae et al. (2001) empfiehlt, neben Bewegungsübungen das Knie im Liegen zu strecken, „[...] was durch Auflegen eines Sandsackes unterstützt werden kann" (ebenda S. 135-136). ohne diese spezielle Maßnahme weiter zu begründen. Der Sandsack soll wegen des Dekubitusrisikos für nur ca. eine Stunde aufgebracht werden (ebenda). Pflege Pschyrembel (Wied und Warmbrunn 2007) beschreibt in der Kontrakturprophylaxe Aktivitäten der Pflege und Physiotherapie zur Vermeidung von Fehlhaltungen, Bewegungseinschränkungen und Fehlstellungen der Gelenke bei über längere Zeit immobilen Personen. Als prophylaktische Maßnahmen werden dann beschrieben:

i. **Bewegung**
> erlaubtes, endgradiges, passives   Durchbewegen der Gelenke
(mindestens 1-2-mal täglich)
> aktive Gelenkmobilisation – ggf. Entspannung/Kräftigung der ent-
sprechenden Muskulatur

  ii. **frühe Selbstmobilisation**
> im erlaubten und möglichen Umfang
> zunächst unter Anleitung / später selbstständig

  iii. **Lagerung**
> in möglicher [...] unterschiedlicher Funktionsstellung
> das Gelenk befindet sich in größter Entlastung und in keinem Kon-
takt zum Gelenkpartner

(vgl. Wied und Warmbrunn (2007): Pflege Pschyrembel)

Die Maßnahmen sollen dem Krankheitsbild angepasst und mit dem behandeln-
den Arzt und Physiotherapeuten abgesprochen werden (ebenda, S. 456).

Der Auftrag für diese Arbeit ist, diese Interventionen einer kritischen Bewertung
zu unterziehen und gegebenenfalls eine Neubewertung vorzunehmen.

5. Pflegeprozess, Pflegeplanung und Dokumentation

Die Berufsordnung für professionelle Pflegende (Deutscher Pflegerat 2004)
sieht eine eigenverantwortliche Aufgabe für Pflegeberufe in der Feststellung
des Pflegebedarfs, der Planung, Organisation, Durchführung und der Dokumentation der Pflege sowie der Evaluation der Ergebnisse (vgl. ebenda, S. 6, §2
Abs. III). Nach Entzian (1999) lassen sich aus Sicht der Pflegeberufe Hauptauf-
gaben benennen, die u. a. in der Erstellung von Pflegediagnosen und der Ges-
taltung des Pflegeprozess liegen. Pflegediagnosen sollen die häufig wiederkehrenden Probleme von Pflegebedürftigen abbilden, Pflegewissen strukturieren,
Transparenz und Messbarkeit herstellen, und eine zusammenfassende Beurteilung des Pflegebedarfs ermöglichen (vgl. ebenda; Georg 2005; Zegelin 2010).
Der Pflegeprozess dient der Pflegebedarfsermittlung, also der Erfassung von
Problemlage und Interventionen (vgl. 3.2). In Deutschland ist das Modell von
Fiechter und Maier (1981; in Deutsches Institut für angewandte Pflegeforschung
2003) am bekanntesten und benennt die folgenden Schritte (ebenda, S. 11):

Informationssammlung

Erkennen von Ressourcen und Problemen

Festlegung der Ziele

Planen der Maßnahmen

Durchführung der Maßnahmen

Beurteilung der durchgeführten Maßnahmen

Im Rahmen der Kontrakturprophylaxe bedeutet das, ein Kontrakturrisiko zu erkennen, realistische Ziele festzulegen und entsprechende Maßnahmen zu planen. Bei der Maßnahmenplanung und Durchführung werden im Sinne von Ressourcenorientierung die Möglichkeiten der Person in ihrer konkreten Lebenssituation einbezogen. Die durchgeführten Maßnahmen werden beurteilt (evaluiert). Die Dokumentation dient dieser Beurteilung und dem Planungsverlauf. Zum Erkennen von Ressourcen und Problemen folgen Pflegepersonen in erster Linie dem klinischen Bild. Standardisierte Instrumente unterstützen die klinische Einschätzung (Bartholomeyczik, in: Bartholomeyczik und Halek 2009, 13-46). Vielfach werden in diesen Prozess Assessmentinstrumente eingebunden (vgl. 3). Unter einem Assessment wird nach Bartholomeyczik das Sammeln von Informationen, das Verwerten dieser Informationen und das Ableiten von Handlung verstanden (ebenda, S. 14). Ein Assessmentinstrument müsste diesen Prozess unterstützen um „informationsbasierte Entscheidungen" (ebenda) treffen zu können. Im Rahmen dieser Arbeit wird geprüft, ob entsprechende Instrumente vorliegen, um das Kontrakturrisiko zu erkennen und entsprechende Maßnahmen ableiten zu können.

6. Literaturverzeichnis (inklusive weiterführender Literatur)

Abt-Zegelin, A.; Reuther. S. (2011): Mobil im Pflegeheim. Bewegungs- Förderung. In: Die Schwester Der Pfleger (50) 4: 322-325

Altenpflege Heute (2010): Altenpflege Heute (ohne Namen). München: Urban & Fischer, Elsevier

AltPflG (2009): Altenpflegegesetz. http://www.gesetze-im-internet.de/bundesrecht/altpflg/gesamt.pdf (Zugriff: 20.06.2011.23.10.MEZ)

Amann, M. (2007): Die häufigsten Pflegediagnosen und -interventionen in der Geriatrie und ihre wissenschaftliche Fundiertheit. Gemessen an der Pflegedokumentation. München: Grin Verlag

Amann, M. (2008): Prophylaxen in der Altenpflege. Studienarbeit. München: Grin Verlag

Amann, M. (2009): Umgang mit Kontrakturen bei Pflegeheimbewohnern in Vorarlberg. Magisterarbeit. München: Grin Verlag

Andreae, S.; Hayek, D. von; Weniger, J. (2001): Krankheitslehre für Altenpflegeberufe. Stuttgart: Thieme

AWMF (2011): http://www.awmf.org/service-navigation/suche.html (Zugriff: 20.05.2011.23.10.MEZ)

Bachstein, E. (2007): Praxiswissen Arbeitsrecht für die PDL. Rechtssicherer Umgang mit Mitarbeitern in der Pflege. München: Urban & Fischer

Barmer GEK (Hg.)(2010): Barmer GEK Pflegereport 2010. Schwerpunktthema Demenz und Pflege. Schwäbisch Gmünd

Bartholomeyczik, S. (2009) Standardisierte Assessmentinstrumente: Verwendungsmöglichkeiten und Grenzen. In: Bartholomeyczik, S.; Halek, M.: Assessmentinstrumente in der Pflege. Möglichkeiten und Grenzen. 2. aktualisierte Auflage; Hannover: Schlütersche; 13-46

Bartholomeyczik, S.; Halek, M. (2009): Assessmentinstrumente in der Pflege. Möglichkeiten und Grenzen. 2. aktualisierte Auflage; Hannover: Schlüter- sche

Behrens, J.; Langer, G. (2010): Evidence-based Nursing and Caring. Methoden und Ethik der Pflegepraxis und Versorgungsforschung. 3. erw. Aufl.; Bern: Hans Huber Verlag

Berning A. (Hg.)(2007): Prophylaxen in der Pflegepraxis. Risiken sicher einschätzen – Pflegestandards kompetent anwenden. München: Urban & Fischer

Beske, F. (2011): Sechs Entwicklungslinien in Gesundheit und Pflege - Analyse und Lösungsansätze. Kiel: Bd. 119; Institut für Gesundheits-System- Forschung

Bienstein, C.; Fröhlich, A. (2006): Basale Stimulation in der Pflege. Die Grundlagen. 3. Aufl.; Seelze-Velber: Edition Pflege; Kallmeyer

Borck-Knabe, B.; Krause, D.; Weyer, I.; Lucke, C. (2000): Beweglichkeitsstörungen. In: Füsgen, I.(Hg.)(2000): Der ältere Patient. Problemorientierte Diagnostik und Therapie. München: Urban & Fischer; S. 108- 130

Bremer-Roth; F.; Henke, F.; Lull, A.; Borgers, C.; Cleve, F.; Wowra, A.(2005): In guten Händen. Altenpflege 1. Berlin: 1. Aufl. 4. Druck; Cornelsen

Bremer-Roth; F.; Henke, F.; Lull, A.; Borgers, C.; Cleve, F.; Wowra, A.(2011): In guten Händen. Altenpflege 1. Berlin: 2. Aufl.; Cornelsen

Bürge, E.; Kupper, D.; Finckh, A.; Ryerson, S.; Schnider, A.; Leemann,B. (2008): Neutral Functional Realignment Orthosis Prevents Hand Pain in Patients With Subacute Stroke: A Randomized Trial. In: Arch Phys Med Rehabil (89) o.A.: 1857 - 1862

Corr, D.M.; Corr, C.M. (1992): Gerontologische Pflege. Herausforderungen an eine alternde Gesellschaft. Bern: Verlag Hans Huber

Davis P.M. (2002): Hemiplegie. Ein umfassendes Behandlungskonzept. Heidelberg: Springer Verlag

Deutsches Institut für angewandte Pflegeforschung (Hg.)(2003): Ansätze zur Pflegepräevention. Rahmenbedingungen und Analysen zur Vorbeugung von Pflegebedürftigkeit. Hannover: Schlütersche

Deutsches Netzwerk für Qualitätsentwicklung in der Pflege (Hg.) (2006): Expertenstandard Sturzprophylaxe in der Pflege. Entwicklung - Konsentierung- Implementierung. Osnabrück

Deutsches Netzwerk für Qualitätsentwicklung in der Pflege (Hg.)(2010a): Expertenstandard Ernährungsmanagement zur Sicherstellung und Förderung der oralen Ernährung in der Pflege. Entwicklung - Konsentierung – Imp- lementierung. Osnabrück

Deutsches Netzwerk für Qualitätsentwicklung in der Pflege (Hg.)(2010b): Expertenstandard Dekubitusprophylaxe in der Pflege - 1. Aktualisierung. Os- nabrück

Deutscher Pflegerat (2004): Rahmen-Berufsordnung für professionell Pflegende in der Fassung vom 04.01. 2004. Berlin

Entzian, H. (1999): Altenpflege zeigt Profil. Ein berufskundliches Lehrbuch. Weinheim: Beltz Verlag

Fox,P.; Richadson, J.; McInnes, B.; Tait, D.; Behard, M. (2000) Effectivness of a bed positioning program for treating institutionalized, older adults with knee contracture. In: Physical Therapie (80)4; 363-372

Fromault, P.; Löslein, H. (2010): NeuroRehabilitation. Ein Praxishandbuch für interdisziplinäre Teams. Springer: Heidelberg

Füsgen, I.(Hg.)(2000): Der ältere Patient. Problemorientierte Diagnostik und Therapie. München: Urban & Fischer

Füsgen, I.; Böhmer, F. (Hg.)(2008): Geriatrie: Der ältere Patient und seine Besonderheiten. Wien: Böhlau UTB

Füsgen, I. (2008): Geriatrische Rehabilitation. Vom Ermessen zur Pflicht – auch für den dementen Patienten. Wiesbaden: Medical Tribune Verlagsgesell- schaft

Georg, J. (Hg.) (2005): NANDA Pflegediagnosen. Definition und Klassifikation 2005-2006. Bern: Huber

Gnass, I.; Bartoszek, G.; Thiesemann, R.; Meyer, G. (2010): Erworbene Kontrakturen im höheren Lebensalter. Eine systematische Literaturanalyse. In: Zeitschrift für Gerontologie und Geriatrie (o.J.) 43: 147-157

Gültekin, J.E.; Liebchen, A. (2003): Pflegerische Begutachtung. Datenerhebungsmethoden, Pflegebedarfs- und Pflegequalitätsermittlung. Stuttgart: Kohlhammer

Hackauf, U. (2004): Literaturanalyse zum Thema Kontrakturen aus der pflegewissenschaftlichen Perspektive. Bachelorarbeit. Universität Witten- Herdecke

Hafner, M.; Meier, A.(2009): Geriatrische Krankheitslehre. Teil II: Allgemeine Krankheitslehre und somatogene Syndrome. Bern: Verlag Hans Huber

Hammer, A.(2004): Kontrakturenprophylaxe. In: Lauber, A.; Schmalstieg, P. (Hg.): Prävention und Rehabilitation. Verstehen und pflegen. Stuttgart: Thieme 303 – 317

Hartwangerr, A. (2004): Stellungsfehler. Die Kontrakturenprophylaxe spielt in der Pflege bisher eine untergeordnete Rolle. In: Altenpflege (29)6: 22-24

Harvey, L.A.; Batty, J.; Crosbie, J.; Poulter, S.; Herbert, R.D. (2000): A Randomized Trial Assessing the Effects of 4 weeks of Daily Stretching on Ankle Mobility in Patients with Spinal Cord Injuries. In: Arch Med Rehabil (81) 10: 1340-1347

Hein, I. (2007): Altenpflege konkret. Gesundheits- und Krankheitsbuch. Jena: Urban & Fischer

Heuwinkel-Otto, A.; Nümann-Dulke, A.; Matscheko, N. (Hg.) (2009): Menschen pflegen. Der Praxisbegleiter für Pflegeprofis. Heidelberg: Springer

Hirsch R.D.; Kastner, U. (2004): Heimbewohner mit psychischen Störungen. Köln: Kuratorium Deutsche Altershilfe

Horsley, S.A.; Herbert, R.D.; Ada, L. (2007): Strech in stroke rehabilitation. Four weeks of daily strechhas little or no effects on wrist contracture after stroke: a radomised controlled trial. In: Australien Journal of Physiothera- py (53) o.A.: 239 – 245

Huhn, S. (2009): Sturzrisiken erfolgreich reduzieren. Zeitgemäße Sturzprophylaxe. In: Die Schwester Der Pfleger (48)2; S.112-118

Igl, G. (2008): Weitere öffentlich-rechtliche Regulierung der Pflegeberufe und ihrer Tätigkeit. Voraussetzungen und Anforderungen. München: Deut- scher Pflegerat e.V.; Urban & Vogel

Kämmer, K. (Hg.)(2008): Pflegemanagement in Altenpflegeeinrichtungen. 5. Auflage, Hannover: Schlütersche Verlagsanstalt

Kamphausen, U.(2000): Prophylaxen in der Pflege. Stuttgart: Kohlhammer Verlag

Kamphausen, U.(2011): Prophylaxen in der Pflege. 5. überarb. Aufl.; Stuttgart: Kohlhammer Verlag

Katalanik, O.M.; Harvey, L.A.; Herbert, R.D. (2011): Effectiveness of stretch for the treatment and prevention of contractures in people with neurological conditions: a systematic review. In: PhysioTherapy (91) 1:11-24

Keiling, M.; Roling, G.; Saal, S.; Selinger, Y.; Schumann, J.; Schaepe, C.; Zimmermann, M.; (2008): Handlungsfeld Kontrakturprophylaxe. Studie im Auftrag des Sächsischen Staatsministeriums für Soziales, unveröffent- licht

Kellhauser, E.; Schewior-Popp, S.; Sitzmann, F.; Geißner, U.; Gümmer, M.; Ullrich, L. (2004). Thiemes Pflege. Professionalität erleben. Stuttgart

Kinzinger-Büchel, C; Thiemann, F. (Hg)(2010): Pflegen – aber sicher! Risiken erkennen, bewerten und Minimieren. Hamburg. Behr´s Verlag III/2-5

Kisner, C., Colberg, L.A. (2010): Grundlagen der Physiotherapie. Vom Griff zur Behandlung. Physiolehrbuch 3. überarb. und erweiterte Aufl.; Stuttgart: Thieme

Klie, Th. (2010): Altenheim – die wichtigsten Gesetze. Hannover: Vincentz

Köther, I. (Hg.)(2007): Thiemes Altenpflege. 2. Aufl.; Stuttgart: Thieme Verlag

Kolb, G.F.; Leischker, A.H. (2009): Medizin des alternden Menschen. Lehrbuch zum Gegenstandskatalog der neuen ÄApprO. Stuttgart: Wissenschaftli- che Verlagsgesellschaft

Krohwinkel, M. (2007): Rehabilitierende Prozesspflege am Beispiel von Apoplexiekranken. Fördernde Prozesspflege als System. 2. überarb. und erw. Auflage, Bern: Verlag Hans Huber

Kuratorium Deutsche Altershilfe (1998): Qualitätshandbuch Wohnen im Heim. Wege zu einem selbstbestimmten und selbstständigen Leben. Köln: KDA

Kutschke, A. (2000): Kontrakturen. In: Pflegen Ambulant; (11) 2000. S. 47-49

Laksim, P.W.; Harimurti, K.; Setiati, S.; Soejono, C.H.; Aries, W.; Roosheroe, A.G. (2008): Management of immobilization and its complication for eld- erly. In: Acta media Indonesiana, (4) 40: 233-240

Landespflegerat Berlin-Brandenburg (2009): Berufsordnung. Land Berlin und Land Brandenburg. Potsdam

Lüthi, H. (2010): Erholung nach Schlaganfall bestimmen. Fugl-Meyer Assessment. In: Physiopraxis (o.a.)4; II-III

MDS; GKV-Spitzenverband (Hg.)(2009a): Grundlagen der MDK-Qualitätsprüfungen in der stationären Pflege. Qualitätsprüfungs- Richtlinie, MDK-Anleitung, Transparenzvereinbarung. Essen

MDS; GKV-Spitzenverband(Hg.)(2009b): Richtlinien des GKV-Spitzenverbandes zur Begutachtung von Pflegebedürftigkeit nach dem XI. Buch des Sozialgesetzbuches. Essen

MDS (2010): Evaluation der Transparenzvereinbarung. Quantitative und qualitative Auswertung der Transparenzkriterien der Medizinischen Dienste für die stationäre und ambulante Pflege. Essen

Menche, N.; Bazlen, U. (Hg.)(2001): Pflege heute. Lehrbuch und Atlas für Pflegeberufe. 2. Auflage, München: Urban & Fischer

Menche, N. (Hg.)(2007): Pflege heute. Lehrbuch für Pflegeberufe. 4. Auflage, München: Urban & Fischer Elsevier

Menche, N. (Hg.)(2011): Pflege heute. Lehrbuch für Pflegeberufe. 5. Auflage, München: Urban & Fischer Elsevier

Mollinger, L.A.; Steffen, T.M. (1993): Knee Flexion Contractures Institutionalized Elderly: Prevalence, Severity, Stability, and Related Variables. Research Report In: Physical Therapy (73) 7: 437 – 444

Mosley, A.M.; Herbert, R.D.; Nightingale, E.J. (2005): Passiv stretching does not enhance outcomes in plantarflexion contracture after cast immobiliza- tion for ankle fracture. In: Archives of Physical Medicien and rehabilitation (6)86: 1118-1126

Rabiner, A.; Roach, K.E.; Spielholz, N.I.; Judson, L. (1995): Characteristics of Nursing Home Residence with Contracture. In: Physical & Occupational Therapy in Geriatrics (4) 13: 1-10

Richter, R.; Wipp, M. (2010): Praxishandbuch Qualitätsprüfungen. Qualität entwickeln – Prüfergebnisse verbessern. Hannover: Vincentz

Risse, L. (1997): Auswirkungen von Strukturen auf die Pflege. In: Bienstein, C.; Schröder, G.; Braun, M.; Neander, K.-D. (1997): Dekubitus. Herausforde- rung für die Pflege. Stuttgart. Thieme Verlag

Robinson, W.; Smith, R; Aung O.; Ada, L. (2008): Prevention of contracture after stroke. No difference between wearing a night splint and standing on a tilt table in preventing ankle contracture early after stroke: a random- ised trial. In: Australian Journal of Physiotherapy (54) o.A.: 33-38

Röpke K.P.(2010): Prophylaxen für die Pflegepraxis. Das Wichtigste auf einen Blick. Hannover: Brigitte Kunz Verlag

Rössler, H.; Rüther, W. (2005): Orthopädie und Unfallchirurgie. 19. Aufl.; Urban & Fischer: München

Roper, N.; Logan, W. W.; Tierney A.J. (2009): Das Roper-Logan-Tierney- Modell. Basierend auf den Lebensaktivitäten (LA). 2. Auflage, Bern: Ver- lag Hans Huber

Rydwik, E.; Eliasoson, S.; Akner, G. (2006): The effect of exercise of the effected foot in stroke patiens. A randomiized controlled pilot trial. In: Clincal Rahabilitation (2) 20: 645-655

Runge M.; Rehfeld, G. (2001): Geriatrische Rehabilitation im Therapeutischen Team. 2. Auflage, Stuttgart: Thieme

Sackley, C.; Brittle, N.; Patel, S.; Ellins, J.; Scott, M.; Wright, C.; Dewey, M.E. (2010): The Prevalence of Joint Contractures, Pressure Sores, Painful Shoulder, Other Pain, Falls, and Depression in the Year After a Severely Disabling Stroke. In: Stroke (39) o.A.: 3329-3334;

Scheffel, S.; Hantikainen, V. (2011): Präventive Maßnahmen zur Kontrakturprophylaxe in der geriatrischen Pflege. Eine systematische Über- sichtsarbeit. In: Pflege (24) 3: 183-194

Schlattner, T. (2006): Das unterschätzte Problem: Kontrakturen. In: Heilberufe (58)2: 24-26

Schneidereit, J.(2010): Allgemeine juristische Aspekte bei der Durchführung von Prophylaxen. In: Kinzinger-Büchel, C; Thiemann, F. (Hg): Pflegen – aber sicher! Risiken erkennen, bewerten und Minimieren. Hamburg. Behr´s Verlag III/2-5

Schnurr, K.; Ada, L. (2006): Observation of arm behaviour in healthy elderly people:Implications for contracture prevention after stroke. In: Australian Journal of Physiotherapy (52) o.A. : 129-133

Schröder, G.; Neander, K.-D. ; Bienstein, C. (1997): Lagerungen zur dekubitusprophylaxe. In: Schröder, G.; Braun, M.; Neander, K.-D. (1997): De- kubitus. Herausforderung für die Pflege. Stuttgart. Thieme Verlag

Schürenberg, A. (2011): Mobilisiert oder beweglich werden? Mobilisation im Pflegeheim. In: Die Schwester Der Pfleger (50) 4: 327-332

Seel, M. (1998): Die Pflege des Menschen im Alter. Hannover. Schlütersche

Seel, M.; Hurling, E. (2005): Die Pflege des Menschen im Alter. Hannover: Schlütersche Verlagsanstalt

Seidl, N. (2010): Aggressives Verhalten in Pflegeheimen. Frankfurt: Mabuse-Verlag

SGB XI (2011) http://www.gesetze-im-internet.de/bundesrecht/sgb_11/gesamt.pdf (Zugriff: 20.06.2011.23.10.MEZ)

Sieber; C.C. (2009): Frailty. In: Kolb, G.F.; Leischker, A.H. (2009): Medizin des alternden Menschen. Lehrbuch zum Gegenstandskatalog der neuen ÄApprO. Stuttgart: Wissenschaftliche Verlagsgesellschaft, 57-64

Sowinski, Ch.; Büsch, D.; Falk, J.; Grond, E.; Kerres, A.; Pfäfflin-Wagner, U.; Stieger, K.; Weller A. (1997): Theoriegeleitetes Arbeiten in Ausbildung und Praxis. Ein Baustein zur Qualitätssicherung in der Altenpflege. Köln: KDA

Städtische Seniorenheime Krefeld (2011): Erhebung zur Prävalenz von Kontrakturen. Unveröffentlicht

Statistisches Bundesamt (Hg.)(2011): Pflegestatistik 2009. Pflege im Rahmen der Pflegeversicherung. Deutschlandergebnisse. Wiesbaden: Statisti- sches Bundesamt

Titler, M.G. (2005): Forschungsanwendung in der Praxis. In: LoBiondo-Wood, G.; Haber, J.: Pflegeforschung. Methoden, Bewertung, Anwendung. 2. Aufl., München; Urban & Vogel

Turton, A.J.; Britton, E. (2005): A pilot randomized controlled trial of a daily muscle strech regime to prevent contractures in the arm after stroke. In: Clinical Rehabilitation (19) 600-612

Wagner, L- M.; Capezuti, E.; Brush, B. L.;Clevenger, C.; Boltz, M.;Renz, S. (2008): Contratures in Frail Nursing Home Residents. In: Geriatric Nurs- ing (29) 4: 259-266

Walsh,K.; Roberts, J.; Bennett, G. (1999): Mobility in old age. In: Gerodontolo- gy (16) 2: 69 - 74

Wettstein, A.; Chappuis, C.; Fisch; H.U. (2001): Geriatrie. Checklisten der aktu- ellen Medizin. Stuttgart: Thieme Verlag
Wied, S.; Warmbrunn, A.(Hg.)(2007): Pflege Pschyrembel. Berlin: de Gruter
Wingenfeld, K. (2003): Pflegebedürftigkeit, Pflegebedarf und pflegerische Leis- tungen. In: Rennen-Allhoff, B. und Scheffer, D. (Hg.): Handbuch Pflege- wissenschaft. Weinheim: Juventa, S. 339-361

Wingenfeld, K.; Kleina, Th.; Franz, S.; Engels, D.; Mehlan, S.; Engel, H. (2011): Entwicklung und Erprobung von Instrumenten zur Beurteilung der Ergeb- nisqualität in der stationären Altenhilfe. Abschlussbericht. Im Auftrag des Bundesministeriums für Gesundheit und des Bundesministeriums für Familie, Senioren, Frauen und Jugend. Berlin

Yip, B.; Stewart, D.A.; Roberts, M.A. (1996): The Prevalence of Joint Contrac- tures in Residents in NHS Continuing Care. In: Health Bulletin 1996/4; 338-343

Zegelin, A. (2005): Festgenagelt sein. Der Prozess des Bettlägerigwerdens. Bern: Huber Verlag

Zeyfang, A.; Hagg-Grün, U.; Nikolaus, T. (2008): Basiswissen Medizin des Al- ters und des alten Menschen. Heidelberg: Springer Medizin Verlag

Mehr zu diesem Thema finden Sie in „Kontrakturprophylaxe bei mobilitäts-
eingeschränkten Bewohnern von Pflegeheimen" von Siegfried Huhn, ISBN: ISBN:
978-3-640-98700-9, http://www.grin.com/de/e-book/176986/kontrakturprophylaxe-
bei-mobilitaetseingeschraenkten-bewohnern-von-pflegeheimen/